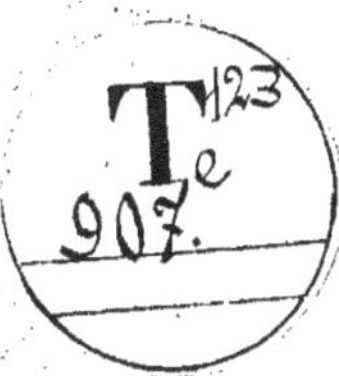

DE LA CIRCULATION FŒTO-PLACENTAIRE

APRÈS LA DÉLIVRANCE IMMÉDIATE

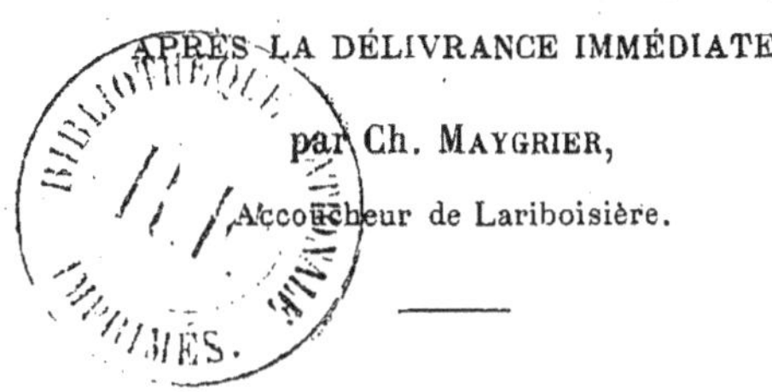

par Ch. MAYGRIER,

Accoucheur de Lariboisière.

———

Par le terme de délivrance immédiate nous entendons un mode de délivrance assez rare, qui consiste dans l'expulsion spontanée du délivre presque aussitôt après la naissance de l'enfant, et avant qu'on ait fait la ligature du cordon ombilical. En pareil cas, on a sous les yeux le fœtus relié au placenta par la tige funiculaire intacte ; et, l'enfant vivant et respirant, on voit la circulation fœto-placentaire continuer, comme l'attestent les battements des artères ombilicales, dont la persistance dure un certain temps.

Les constatations faites dans ces conditions spéciales ont une haute importance, car elles permettent de juger définitivement la question encore discutée du mécanisme de la circulation fœto-pla-centaire.

Le but de ce travail est de rapporter plusieurs faits de délivrance immédiate que nous avons eu l'occasion d'observer, et d'en tirer les conclusions qu'ils comportent au point de vue de la physiolo-gie de cette circulation.

Nous n'avons pas l'intention de revenir sur la question de savoir à quel moment on doit faire la ligature du cordon ombilical. Budin (1), Ribemont (2) ont accumulé les preuves en faveur de la ligature tardive, et aujourd'hui c'est une pratique universellement répandue d'attendre, pour lier le cordon, que ses battements aient cessé, et que le nouveau-né ait ainsi absorbé presque tout le sang contenu dans le placenta, 92 grammes environ.

Les dissidences d'opinion ont commencé à se produire lorsqu'il s'est agi de donner à ce fait une interprétation physiologique,

(1) Budin, *Progrès médical*, décembre et janvier 1876 ; *Obstétrique et gynéco-logie*, 1886, chap. 1 et 2.

(2) Ribemont, *Annales de gynécologie*, février 1879, et *Archives de tocologie*, octobre 1879.

Budin et Ribemont admettant que la pénétration du sang placentaire dans le corps du fœtus est due presque exclusivement à l'aspiration thoracique, et d'autres auteurs, tels que Schücking (1) et Porak (2), faisant intervenir une influence maternelle et voyant avant tout dans ce phénomène une conséquence de la pression utérine.

Pour nous la question semble jugée depuis longtemps, et nous considérons que les recherches cliniques de Budin et que les expériences de Ribemont sur la tension du sang dans les vaisseaux du fœtus ont tranché le différend dans le sens de l'aspiration thoracique.

Cependant dans ces dernières années un accoucheur italien, Pietro Caviglia (3), a battu de nouveau en brèche le rôle de l'aspiration au profit de celui de l'action utérine et, dans un mémoire d'ailleurs fort intéressant, il a essayé d'établir par l'expérimentation, la clinique et le raisonnement, la réalité de ses assertions.

Sans entrer dans la discussion détaillée de ce travail, nous aurons à nous occuper des idées émises par son auteur à propos de faits qui se rapportent directement à notre sujet :

Voici d'abord les observations que nous avons recueillies. Elles sont au nombre de huit et proviennent des services d'accouchement de la Pitié et de Lariboisière.

La première date de 1889, et nous la donnons ici avec quelques détails, car elle peut servir de type pour toutes les autres.

OBSERVATION I

La nommée Louise B., âgée de 22 ans, secondipare, entre le 9 février 1889 à 5 heures 1/2 du matin dans le service d'accouchements de la Pitié. Elle est en travail ; on constate par le toucher une dilatation comme cinq francs, et une présentation du sommet engagé en O. I. G. P.

A 6 heures du matin, la dilatation est complète ; on rompt les membranes ; la rotation se fait rapidement et l'expulsion a lieu à 6 heures. L'enfant pèse 2,870 grammes, il crie aussitôt. A peine 1 minute s'est-elle écoulée que le placenta se présente spontanément à la vulve, et est expulsé.

Cette délivrance rapide permet d'observer les phénomènes suivants :

Le placenta est placé dans un bassin. On saisit le cordon entre le pouce et l'index, et on sent très nettement les battements des artères

(1) Schucking, *Berlin. Klin. Wochenschr*, 1877, n° 1 et 2 et *Centr. für Gyn.* 1879, n°s 12 et 14.

(2) Porak, *Thèse Paris*, 1878 et *Annales de gynécologie*, 1879, p. 431.

(3) Pietro Caviglia, Circulation fœto-placentaire pendant la période de délivrance. *Nouvelles Arch. d'obst. et de gyn.*, 1892, p. 522 et 585, et 1893. p. 1, 74 et 283.

ombilicales. Ces battements persistent exactement pendant une minute et demie dans la partie du cordon voisine du placenta. A partir de ce moment ils disparaissent ; mais on les retrouve en rapprochant les doigts du milieu du cordon. 1 minute après, ils ne sont plus perceptibles à cet endroit, et il faut, pour les sentir encore, saisir le cordon dans le voisinage de l'ombilic. Ils n'ont cessé complètement qu'au bout de 7 à 8 minutes.

En résumé, les battements ont persisté dans toute la longueur du cordon pendant 2 *minutes* 1/2 environ, puis ils ont disparu progressivement du placenta vers l'ombilic.

On a alors pratiqué la ligature et la section du cordon, et on a recueilli le sang qui s'écoulait par le bout placentaire ; sa quantité était à peu près de 15 grammes. Le sang du placenta a donc passé dans le corps du nouveau-né absolument comme cela a lieu dans les conditions habituelles et normales, c'est-à-dire quand le placenta est contenu dans l'utérus.

Quant à l'enfant, il s'est bien développé, et six jours après la naissance il pesait 3,000 grammes, ayant augmenté de 130 grammes.

Les sept autres observations sont calquées pour ainsi dire sur la précédente, et nous nous bornons à les résumer brièvement.

OBSERVATION II

Femme L..., 24 ans, multipare. Entrée à la Pitié le 27 août 1891.

Accouchée le même jour d'un enfant né en présentation du sommet et pesant 3,405 grammes.

Le placenta sort spontanément aussitôt après l'enfant.

On constate que les battements du cordon se font sentir dans toute sa longueur.

Mais on n'attend pas qu'ils aient cessé, et on pratique la ligature. Le sang qui est sorti par le bout placentaire était peu abondant, mais n'a pas été recueilli.

OBSERVATION III

Céline H., 27 ans, secondipare.

Accouchée à la Pitié le 13 septembre 1891 d'un enfant à terme, venu par le sommet. Sa naissance est suivie immédiatement de l'expulsion du placenta.

L'enfant crie vigoureusement, les battements sont perçus tout le long de la tige funiculaire, et restent énergiques pendant une minute environ, ils commencent alors à s'affaiblir, mais on fait une ligature avant qu'ils aient complètement cessé. Le sang placentaire n'a pas été évalué. On a seulement remarqué qu'il s'en écoulait fort peu.

OBSERVATION IV

Joséphine Mout.., 38 ans, multipare.

Présentation du sommet.

Accouchement spontané à terme le 27 mars 1892 à la Pitié.

CH. MAYGRIER

Immédiatement après la sortie de l'enfant qui crie, on remarque que le placenta est déjà hors du vagin et reste seulement maintenu dans la profondeur par les membranes.

Le nouveau-né et le délivre étant étendus sur le lit, on constate à la vue et au toucher que le cordon bat dans toute son étendue pendant 1 minute; puis les pulsations s'affaiblissent et disparaissent du placenta à l'ombilic. Ligature et section du cordon; on voit s'écouler très peu de sang par le bout placentaire, mais on n'a pas évalué la quantité.

OBSERVATION V

Eugénie C., 22 ans, secondipare.

Accouchement spontané à la Pitié en présentation du sommet le 9 avril 1892.

Enfant à terme qui crie aussitôt.

A peine est-il né qu'un peu de sang s'écoule par la vulve, le doigt introduit dans le vagin sent le placenta arriver à l'orifice vaginal; une légère pression l'expulse. On voit alors et on sent les pulsations des artères du cordon. Elles durent 2 *minutes*, puis disparaissent peu à peu du placenta à l'ombilic. Tout battement ayant cessé, on lie et on coupe. Le sang du placenta était peu abondant, mais il n'a pas été recueilli.

OBSERVATION VI

Louise Ch., 28 ans, multipare.

Entrée dans le service d'accouchements de la Pitié le 29 janvier 1892, elle accouche spontanément d'une fille de 3,220 grammes, bien vivace.

5 minutes plus tard, expulsion du placenta.

Les battements funiculaires persistent alors pendant 2 minutes, 40 secondes. Quand ils ont cessé, on lie le cordon et on le sectionne. En exprimant le placenta, on ne fait sortir que très peu de sang par le bout maternel, à peine 10 grammes.

OBSERVATION VII

Femme Cl..., 37 ans, multipare. Entrée à la Pitié le 2 juillet 1892.

Accouchement spontané après 12 heures de travail d'une fille de 3,060 grammes née en bon état.

Moins de 2 minutes après, on sent le placenta s'engager dans le vagin et une légère pression sur l'abdomen suffit pour le chasser au dehors.

L'enfant et le délivre étant sur le lit, on perçoit des battements dans le cordon qui a 57 centimètres de longueur.

Ces battements, bien perceptibles au voisinage du placenta, durent juste 1 *minute*, puis disparaissent complètement.

Ligature et section du cordon. Le sang du bout placentaire est recueilli dans un verre gradué; on exprime le placenta et le cordon pour bien en chasser le sang. On en recueille ainsi 25 grammes.

Observation VIII

Marguerite R., 21 ans, primipare. Entrée à la Maternité de Lariboisière le 30 décembre 1895.

Accouche prématurément et spontanément, à 7 mois environ, d'un garçon qui pèse 1,460 grammes, et crie dès sa naissance.

Une minute après l'enfant, le placenta sort brusquement. Le cordon continue à battre dans toute sa longueur pendant 3 minutes. Puis, les pulsations s'éteignent. On fait alors la ligature et la section du cordon. Une très petite quantité de sang qui n'a pas été évaluée s'écoule par le bout placentaire.

Le placenta pèse 400 grammes, le cordon mesure 45 centimètres. L'enfant, très faible, n'a vécu que quelques heures.

Résumons maintenant ces observations.

Des 8 femmes chez lesquelles l'expulsion spontanée du placenta a eu lieu avant qu'on eût fait la ligature du cordon, sept étaient multipares, une seule primipare.

Les enfants étaient tous à terme ou près du terme, sauf celui de la femme primipare, qui n'avait que 7 mois. Tous ont immédiatement crié et bien respiré.

Dans tous les cas, la délivrance a été spontanée ; elle s'est effectuée immédiatement après la naissance de l'enfant dans 4 cas, 1 minute après dans 2 cas, 2 minutes après dans un cas, et 5 minutes après dans un cas.

Le cordon a continué à battre *dans toute sa longueur* pendant un temps qui a varié entre 1 et 3 minutes. Deux fois seulement, on a fait la ligature avant la cessation des battements. Dans les 6 autres cas, on a attendu leur complète disparition pour lier et couper le cordon.

Dans tous les cas, on a constaté que le sang qui s'écoulait par le bout placentaire était minime ; quand on a pu recueillir ce sang et le peser on en a trouvé une quantité variant de 10 à 25 grammes.

Tels sont les faits.

Voyons les déductions physiologiques qu'il est permis d'en tirer, au point de vue de la circulation fœto-placentaire.

Nous envisagerons les deux points suivants :

1° La persistance des battements du cordon ;

2° Le passage du sang du placenta (Reservblut de Schücking) au fœtus.

1° **Persistance des battements du cordon.** — La continuation des pulsations des artères ombilicales après que le placenta a été expulsé n'a rien qui doive surprendre ; car, dans ces conditions, l'action du cœur fœtal continue à s'exercer sur les vaisseaux ombilicaux comme lorsque le placenta est encore dans l'utérus.

Mais le fait intéressant à bien établir est la durée de ces pulsations et la cause de leur cessation.

Nous tenons d'autant plus à insister sur ce point que P. Caviglia a émis à cet égard des idées qu'il nous est impossible de partager.

Tout d'abord il admet qu'après la naissance, la circulation fœto-placentaire se modifie principalement sous l'influence de la pression utérine : la rétraction de l'utérus, puis sa contraction amèneraient dans les vaisseaux du placenta une augmentation de pression qui aurait bientôt pour effet d'arrêter le cours du sang dans les artères ombilicales. Ainsi, la cessation des battements du cordon reconnaîtrait pour cause la gène apportée à la circulation fœto-placentaire par l'action de l'utérus. S'il en est ainsi, la circulation funiculaire devrait, dans tous les cas où le placenta est soustrait à l'action utérine, persister indéfiniment. Telle est, en effet, l'assertion émise *à priori* par Caviglia, assertion dont il essaie de donner la preuve clinique en rapportant quatre faits où il a observé, comme nous, la sortie précoce du placenta avant toute ligature, et où, dit-il, les battements persistèrent presque indéfiniment. Mais, dans trois de ces cas, l'expérience n'a duré que quatre minutes au maximum, le cordon ayant été lié au bout de ce temps, et il est impossible de savoir quelle eût été la durée des battements si l'on eût attendu davantage. Dans le quatrième cas, il est vrai, l'expérience a été prolongée pendant presque trois quarts d'heure, et, durant tout ce temps, les battements funiculaires ont persisté ; mais nous ferons remarquer que l'auteur ne précise pas le point du cordon où ces pulsations ont été si longuement observées. Il arrive en effet souvent que les artères ombilicales continuent à battre fort longtemps au voisinage de l'ombilic, alors que le reste du cordon est flasque et que toute circulation y est arrêtée : il s'agit là de battements transmis, et il serait intéressant de savoir si ce n'est pas à un cas de ce genre que se rapporte la quatrième observation de Caviglia.

Quoi qu'il en soit, un seul fait ne suffit pas à infirmer nos observations. Or, dans nos faits, la durée des battements n'a jamais excédé trois minutes, comme nous l'avons dit, et il y a loin de là à une persistance indéfinie.

Du moment que la circulation cesse dans les artères ombilicales au bout de quelques minutes quand le placenta est soustrait à l'action utérine, il faut bien admettre que la pression de l'utérus n'est pour rien dans l'arrêt de cette circulation. L'explication la plus simple et la plus rationnelle de cet arrêt nous semble être la suivante : A la naissance l'établissement de la circulation pulmonaire sous l'influence de la respiration détermine une déviation du cours du sang qui abaisse la pression sanguine dans l'aorte. Cette pression devient dès lors insuffisante à entretenir la circulation dans les artères ombilicales qui ont des parois très riches en fibres musculaires et sont très contractiles. Au fur et à mesure que les poumons se dilatent davantage et que le sang y afflue en plus grande quantité, ces artères reviennent sur elles-mêmes, il s'y forme des thromboses, et les battements du cordon, d'abord affaiblis, finissent par se suspendre. Telle est l'opinion admise en particulier par Schroeder, Schücking, Budin.

2° **Passage du sang du placenta au fœtus**. — Nous avons dit, au début de ce travail, que nous considérions comme absolument démontré que le sang passe du placenta au fœtus pendant la période de délivrance par le mécanisme de l'aspiration thoracique. Nous ne voulons pas exposer ici les preuves cliniques et expérimentales fournies par Budin, Ribemont et d'autres en faveur de ce mécanisme, preuves qui nous semblent indiscutables; nous renvoyons le lecteur aux mémoires bien connus de ces auteurs.

Pour ne parler que de nos observations, nous ferons remarquer qu'elles apportent une preuve de plus à l'appui de la théorie de l'aspiration thoracique.

Si, comme l'admettent Porak, Schücking, P. Caviglia, le sang était chassé du placenta dans la veine ombilicale par la pression utérine, il ne passerait plus dans le corps du nouveau-né quand cette pression cesse de s'exercer sur le placenta. Or il n'en est rien, puisque nous avons vu que le placenta, séparé de l'utérus et encore réuni par le cordon à l'enfant, continue à envoyer son sang à ce dernier. Dans quatre de nos observations, l'expulsion du délivre a suivi immédiatement la naissance; l'utérus n'aurait donc pas eu le temps d'exercer son action compressive sur les vaisseaux placentaires, et cependant le nouveau-né a bénéficié de tout le sang du placenta, comme le prouve la très petite quantité de ce liquide qui s'est écoulée par le bout placentaire, après une ligature tardive. Ce sang a donc pénétré dans le corps de l'enfant par le fait de l'aspiration thoracique.

Les conclusions qui se dégagent de tout ce qui précède, peuvent se résumer ainsi :

1° Lorsque le placenta est soustrait à l'action utérine, la circulation fœto-placentaire peut continuer un certain temps, et le sang contenu dans les vaisseaux placentaires continue à passer dans l'organisme de l'enfant.

2° La pression utérine n'est pour rien, ni dans les modifications de la circulation fœto-placentaire, ni dans le passage du sang du placenta au fœtus. Les causes principales de ces modifications et de ce passage sont l'établissement de la respiration et l'aspiration thoracique.

3° Lorsqu'on se trouve en présence d'un fait de délivrance immédiate, le cordon battant encore, on devra attendre tout comme si le placenta était dans l'utérus, et faire une ligature tardive, de façon à faire bénéficier l'enfant du sang contenu dans le placenta.

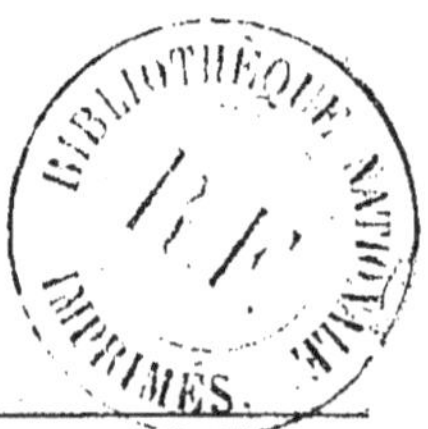

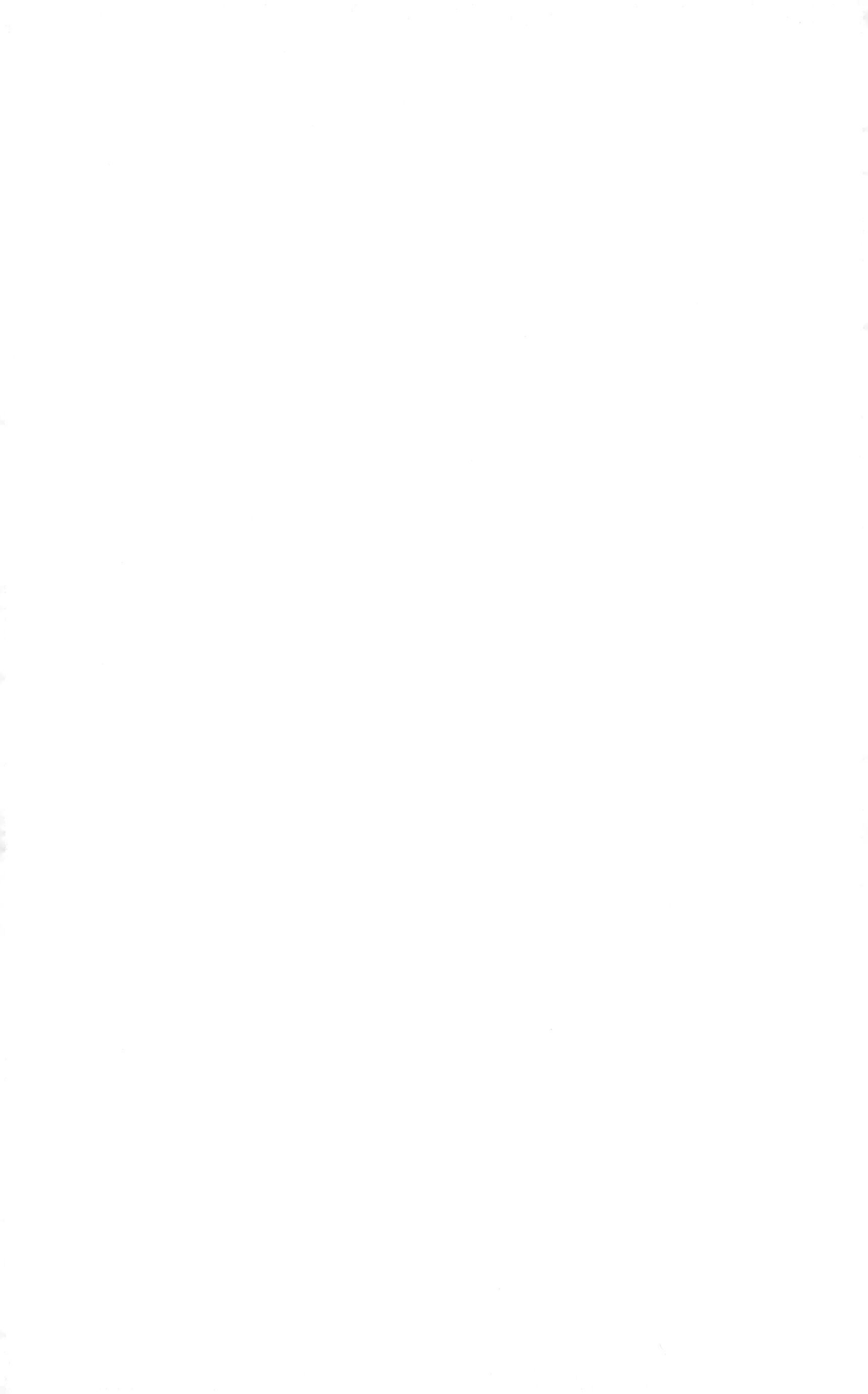